Tatiana García Arenas

CORAZÓN:

Cómo sanar con yoga y biodescodificación

Tatiana García Arenas

AGRADECIMIENTOS

Dedico este libro al universo o fuente divina, quien me llena de nuevas ideas y creatividad cada día.

A mis padres Beatríz Helena Arenas y Gustavo de Jesús García, quienes fueron los cómplices de todos mis sueños y el gran pilar de mi vida. Se que desde el cielo me siguen guiando y apoyando. También a mi familia y a mi esposo.

Agradezco a los lectores que lean este libro y me apoyen con sus comentarios, pues son quienes nutren y le dan vida a los autores y sus historias.

A mis maestros de Yoga en AMHA Colombia, quienes me enseñaron todo lo que sé sobre Yoga, durante los tres años del instructorado de Hatha Yoga, del cuál me certifiqué. Así mismo, al coach colombiano Sergio Villamizar, de quien aprendí muchas terapias de sanación, durante la Certificación en Sanación bioemocional. A Vanessa Báez Romero, terapeuta holística y maestra de Reiki y Ho´oponopono, por asesorarme y compartirme meditaciones para sanar el corazón. También a las páginas web consultadas, a Pixabay y a Sound Cloud.

GRACIAS, GRACIAS, GRACIAS

SOBRE MÍ

Comunicadora social-periodista; instructora certificada en Hatha Yoga; profesora de inglés y escritora. Autora de tres libros bestseller en Amazon *JUEGO* "Viaje a tus valores", bestseller tanto en español, como en ingles y ANTOLOGÍA "Historias sorprendentes".

He participado en varias ferias virtuales del libro como las Ferias de España, Portugal, Bolivia, Uruguay, Estados Unidos y en la Feria Virtual del Libro de Consignas Escritores, entre otras. También he participado en varios campeonatos de escritura. Mis cuentos han sido publicados en algunas antologías como *Primer campeonato de escritura Consignas* y *La otra ciudad del cuento*, con el grupo Consignas Escritores; así como *Antología Historias de Navidad*, con la editorial Grammáta.

Me apasiona la música y la cocina. Nunca me canso de aprender cosas nuevas. Adoro los animales, especialmente los gatos. También viajar y conocer lugares y culturas diferentes. Me encanta cocinar e inventar recetas nuevas. Amo la naturaleza y sus mensajes.

Sueño con un mundo mejor donde todas las personas seamos más conscientes de nosotros mismos y de nuestro entorno.

Me puedes encontrar en la siguientes redes sociales:

Facebook

Instagram

Youtube

Landingage

Email: tatgaren@gmail.com

INDICE

INTRODUCCIÓN

¿Sabías que es posible prevenir y aliviar enfermedades cardíacas con diversas terapias holísticas? En este manual, te enseño a cuidar tu corazón, a través de la Yogaterapia y Sanación Bioemocional o biodescodificación, como se le conoce comúnmente.

La yogaterapia es una práctica que ayuda a equilibrar el cuerpo, la mente y las emociones, a través de posturas físicas o asanas, diseñadas de forma específica para prevenir y aliviar enfermedades. La sanación bioemocional o biodescodificación, es una terapia que identifica el orígen emocional de las enfermedades físicas, para luego valerse de afirmaciones, programaciones, regresiones, hipnosis, sonidos curativos, tapping y otras técnicas, para curar las enfermedades desde el momento en que se generaron. Además, te enseño cómo sanar tu corazón con los alimentos adecuados y prácticas de pranayama o control de la respiración, así como mantras, mudras, meditaciones, afirmaciones, frecuencias sonoras, canciones, programaciones y técnicas de liberación emocional como el tapping.

Y es que las cardiopatías forman parte de las enfermedades más comunes en la actualidad, que repercuten en todo el organismo. Desde antes del Cóvid 19, ya era muy frecuente. Luego, con la pandemia se incrementaron el número de casos.

Según la Organización Mundial de la Salud (OMS), las enfermedades cardiovasculares son la principal causa de muerte en el mundo. Tan sólo en el año 2015 murieron aproximadamente 17,7 millones de personas, lo que representa el 31% de las muertes registradas. Por esta razón, es de vital importancia mantener un estilo de vida saludable, que nos ayude a prevenir este tipo de patologías.

ENFERMEDAD

¿Sabías que la enfermedad se refiere de forma general al estancamiento de la energía en una parte del cuerpo, que luego se manifiesta como una dolencia específica?

Por esta razón, es muy importante aprender a escuchar lo que nuestro cuerpo nos quiere decir, a través de las emociones que sentimos en el momento en que tenemos alguna enfermedad. Y nuestro corazón es parte fundamental de esta comunicación, ya que nos puede ayudar a detectar lo que puede estar ocurriendo con nuestra salud.

EL CORAZÓN

Es el órgano principal del aparato circulatorio que lleva la sangre a todo el cuerpo, a través de las arterias. Cuando pasa por los pulmones, la sangre recoge oxígeno y lo distribuye a todo el organismo. Luego, al quedar sin oxígeno, regresa nuevamente al corazón y repite el ciclo. Está situado en el centro de la cavidad torácica y tiene el tamaño de un puño.

Este órgano muscular cuenta con dos fases:

1. Sístole: cuando se contrae y expulsa la sangre de la cavidad torácica.

2. Diástole: cuando se relaja el músculo y se dan dos etapas: una de relajación y otra de succión, que dirige la sangre al interior. Estos movimientos de contracción y relajación, se llevan a cabo desde el hipotálamo, en el cerebro, responsable de producir los impulsos nerviosos. También por la adrenalina y noradrenalina, que son las hormonas que actúan sobre el corazón.

ENFERMEDAD CARDÍACA

Son todas aquellas afecciones que afectan nuestro corazón. Se diferencia de la enfermedad cardiovascular en que afecta el aparato circulatorio.

Según los Centros para el Control y la Prevención de Enfermedades (CDC), la enfermedad cardíaca es la principal causa de muerte en los Estados Unidos y afecta a todos los géneros, grupos raciales y étnicos.

TIPOS

1. ARRITMIA

Cuando nuestro corazón late de forma irregular: muy rápido, muy lento o de forma errática.

Clases de arritmia:

- Taquicardia: ritmo cardíaco acelerado.

- Bradicardia: ritmo cardíaco lento.

- Contracciones prematuras: latido del corazón adelantado.

- Fibrilación auricular: ritmo cardíaco irregular.

Aunque la arritmia no es motivo de preocupación, en algunos casos puede causar la muerte.

2. MIOCARDIOPATÍA DILATADA

Cuando las cámaras del corazón se dilatan y el músculo cardíaco se estira y se adelgaza. El corazón se debilita y no puede bombear la sangre correctamente, ocasionando insuficiencia cardíaca, coágulos de sangre y arritmias.

Según el AHA (American Heart Association), puede afectar a personas entre los 20 y 60 años.

3. INFARTO DE MIOCARDIO

Cuando se detiene el flujo de sangre al corazón y se daña parte del músculo cardíaco. Se le conoce como ataque cardíaco. La principal causa es cuando se forma un coágulo de sangre en la arteria coronaria.

4. INSUFICIENCIA CARDÍACA

Cuando el corazón bombea de forma incorrecta, funciona bien, pero no como debería. Puede ser ocasionada por enfermedades de las arterias, arritmias, presión arterial alta y otras dolencias no tratadas a tiempo.

Puede poner en peligro la vida, pero se puede prevenir con tratamientos a tiempo.

5. MIOCARDIOPATÍA HIPERTRÓFICA

Cuando se engrosan las paredes del músculo cardíaco y se producen contracciones más fuertes, impidiendo que el corazón pueda bombear y absorber la sangre. Normalmente es una enfermedad genética. Puede empeorar con el tiempo y provocar diferentes problemas cardíacos.

Según la AHA, la miocardiopatía hipertrófica es la principal causa de muerte entre deportistas y personas menores de 35 años. De ahí la importancia de descubrirla a tiempo.

6. INSUFICIENCIA DE LA VÁLVULA MITRAL

Cuando la válvula mitral no se cierra correctamente y la sangre regresa al corazón, ocasionando mala circulación en este y en el cuerpo. El corazón puede engrosarse y generar con el tiempo insuficiencia cardíaca.

7. PROLAPSO DE LA VÁLVULA MITRAL

Cuando las aletas de la válvula mitral se cierran de forma incorrecta y sobresalen a la aurícula izquierda, provocando un soplo cardíaco.

Está enfermedad que afecta al 2 por ciento de la población, se puede corregir con el tratamiento adecuado y no suele poner en riesgo nuestra vida.

8. ESTENOSIS AÓRTICA

Cuando la válvula pulmonar se engrosa y no se abre correctamente, ocasionando que el corazón no bombee sangre del ventrículo derecho a la arteria pulmonar. La abertura de la válvula aórtica se estrecha, lo cuál restringe el flujo sanguíneo del ventrículo izquierdo a la aorta. Además, puede afectar la presión en la aurícula izquierda.

Puede ser causada por cicatrices o depósitos de calcio.

SÍNTOMAS

Dependiendo de la enfermedad, estos son algunos de los síntomas de las cardiopatías:

- Fatiga y aturdimiento.

- Dificultad para respirar.

- Hinchazón, por la retención de líquidos o edema.

- Angina o dolor en el pecho.

- Cianosis o piel azulada en niños.

- Palpitaciones cardíacas.

- Dolor en el brazo, mandíbula, espalda o pierna.

- Dolor de estómago.

- náuseas

- asfixia

- sudoración

- Tobillos inflamados.

- Ritmo cardíaco irregular.

1. CAUSAS FÍSICAS

- Deficiente suministro de oxigeno y nutrientes al corazón.

- Problemas en los vasos sanguíneos que van hacia o desde el corazón.

- Presión arterial alta.

- Sobrepeso y obesidad.

- Colesterol alto.

- Diabetes

- Poca actividad física.

- Edad

- Ingerir bastante alcohol.

- Fumar

- Mala dieta

- Antecedentes familiares de enfermedad cardíaca,

- Antecedentes de preeclampsia durante el embarazo.

- Altos niveles de estrés y ansiedad.

Según la Organización Mundial de la Salud (OMS), factores como la pobreza y el estrés contribuyen a un aumento de las enfermedades cardíacas y cardiovasculares a nivel mundial.

2. CAUSAS EMOCIONALES SEGÚN LA BIODESCODIFICACIÓN

Según la biodescodificación, rama de la medicina alternativa que busca encontrar el origen metafísico y la causa emocional de las enfermedades, para poder sanarlas desde la raíz, el corazón se puede ver afectado debido a:

- Autocrítica y falta de amor propio.

- Conflictos en nuestras relaciones familiares.

- Sentimiento de no poder defender nuestro territorio.

- Falta de comunicación entre padre e hijo/a.

- Rigidez mental y exigencia hacia uno mismo y hacia los demás.

Debemos tener en cuenta que el corazón forma parte del cuarto chakra y representa nuestra alegría y emociones. La forma como te relacionas contigo mismo/a y con los demás. Por lo tanto, es muy importante activar y equilibrar este centro energético, a través de diferentes terapias holísticas como el yoga, la meditación, afirmaciones, mantras sanadores, visualizaciones, hipnosis, autoprogramaciones, frecuencias sonoras y tapping, entre muchas otras.

La biodescodificación no reemplaza los tratamientos que ofrece la medicina tradicional, sino que los complementa.

ALIMENTACIÓN

Una dieta saludable te ayudará a prevenir y aliviar enfermedades coronarias. Aquí te doy algunos consejos que tu corazón te agradecerá:

1. CONTROLA EL TAMAÑO DE LAS PORCIONES

Consume las porciones recomendadas para tu cuerpo. Consulta a un nutricionista para que te ayude a diseñar una dieta especial según tu constitución física.

- Usa un plato o tazón pequeño para ayudar a controlar las porciones.

- Consume más alimentos bajos en calorías y ricos en nutrientes, como frutas y vegetales verdes.

- Evita los alimentos ricos en calorías y sodio, como la comida rápida, procesada o refinada.

2. COME MÁS VEGETALES Y FRUTAS

Las verduras y frutas son ricas en vitaminas y minerales. Además, contienen fibra dietética y tienen pocas calorías. Si incluyes en tu dieta más frutas y verduras, especialmente las verdes, podrás reducir la ingesta de alimentos calóricos como carnes, queso y colaciones. Lo importante es lavarlas muy bien y que sean frescas, no enlatadas, fritas ni congeladas.

3. EVITA INGERIR GRASAS NO SALUDABLES

Si quieres reducir el nivel de colesterol en tu sangre, ingiere menos cantidad de grasas saturadas o trans. Un alto nivel de colesterol te puede generar una arteriosclerosis (acumulación de placa en las arterias).

¿Y cómo puedes reducir las grasas saturadas y trans?

- Escoge carnes magras con menos de un 10 % de grasa.

- Usa menos mantequilla, margarina y grasa al cocinar y servir.

- Consume sustitutos con bajo contenido de grasa.

- Condimenta los alimentos con salsas bajas en sodio o yogur bajo en grasa.

- En vez de mantequilla, usa mermelada de fruta baja en azúcar.

- Revisa las etiquetas nutricionales de las galletas dulces, pasteles o tortas, glaseados, galletas saladas y papas fritas. Asegúrate de que no contengan grasas trans.

¿Y cuáles son las grasas saludables?

- aceite de oliva

- aceite vegetal y de nuez

- palta (aguacate)

- margarina, sin grasas trans

- margarina que reduce el colesterol, como Benecol, Promise Activ o Smart Balance

- frutos secos, semillas

¿Qué grasas debes limitar?

- manteca

- grasa de tocino

- mantequilla

- crema de leche o sustitutos de esta sin lácteos

- salsa espesa

- manteca de cacao

- margarina y grasas hidrogenadas

- aceites de palma, de algodón y de palmiste

Si quieres agregar grasa saludable y fibra a tu organismo, te aconsejo consumir linaza molida, cuyas semillas, ricas en fibra y omega 3, pueden ayudarte a reducir el colesterol no saludable. Puedes agregar una cucharadita en el cereal caliente, el yogur o jugo. También agregar una cucharadita en medio vaso con agua y dejarlo reposar durante la noche. Consúmelo al día siguiente en ayunas y limpiarás tu cuerpo de toxinas.

5. ELIGE FUENTES DE PROTEÍNAS CON BAJO CONTENIDO DE GRASA

Proteínas que puedes incluir

- productos lácteos bajos en grasa, como leche, yogur y quesos descremados o semidescremados (1 %).

- huevos

- pescado, especialmente pescado graso, de agua fría, como el salmón

- carne de aves sin piel

- legumbres

- productos de soja, como el tofu o las hamburguesas de soja

- carne molida magra

Proteínas que debes limitar

- leche entera y otros productos lácteos

- vísceras, como hígado

- carnes grasas y marmoladas

- costillas con poca carne

- perros calientes y salchichas

- tocino

- carnes fritas o empanadas

6. REDUCE LA SAL (SODIO)

Consumir demasiada sal puede causar presión arterial alta y por lo tanto, generar enfermedades cardíacas. Limitar el consumo de sal (sodio) es una parte importante de una dieta saludable para el corazón. La Asociación Americana del Corazón (AHA), recomienda que los adultos consuman hasta 2300 miligramos (mg) de sodio por día (aproximadamente, una cucharadita de sal). Lo ideal es que la mayoría de los adultos consuman hasta 1500 mg de sodio por día. Para esto, puedes reemplazar la sal por algunos condimentos y fijarte en el supermercado que la sal que compres sea muy baja en sodio.

6. PLANIFICA CON ANTICIPACIÓN

Crea menús diarios usando las seis estrategias que se mencionan arriba. Si seleccionas alimentos para cada comida, enfatiza las verduras, las frutas y los granos enteros. Elige fuentes de proteína magras y grasas saludables y limita los alimentos salados. Vigila el tamaño de las porciones y agrega variedad a las opciones de tu menú.

8. DATE GUSTO DE VEZ EN CUANDO

Permítete saborear una golosina o aquello que más te guste de vez en cuando, sin abandonar tu objetivo principal de una dieta saludable.

ESPECIAS RICAS Y SALUDABLES

Estas son las especias, hierbas aromáticas y condimentos que pueden ayudarte a sustituir la sal:

cebolla, ajo en polvo (que, además, ayuda a reducir la presión arterial), pimienta negra, clavo de olor, orégano, romero, tomillo, nuez moscada, jengibre, pimentón, azafrán y comino.

INFUSIONES PARA MEJORAR LA SALUD DEL CORAZÓN

Espino blanco, cola de león, té verde, hoja de olivo, melisa, romero,

BATIDOS Y JUGOS NATURALES PARA LA SALUD DEL CORAZÓN

1. BATIDO DE NARANJA, UVAS, PAPAYA Y ZANAHORIA

Ingredientes

1 naranja

10 uvas tintas

½ taza de papaya (100 g)

1 zanahoria

1 vaso de agua (200 ml)

Preparación

Licúa la zanahoria, las uvas y la papaya. Luego mezcla el jugo con un vaso de agua para conseguir una bebida homogénea y de color naranja.

2. LIMONADA VERDE PARA EL CORAZÓN Y LAS ARTERIAS

Ingredientes

1 manzana verde

5 cucharadas de jugo de limón (50 ml)

1 taza de espinacas (30 g)

1 vaso de agua (200 ml)

Preparación

Lava bien la manzana y córtala en cuatro partes. Prepara y reserva el jugo del limón. Licúa las espinacas con las manzanas, incluyendo la piel. Mezcla el jugo verde con el limón y añade el vaso de agua. Revuelve bien y disfruta.

3. BATIDO DE DE ARÁNDANOS Y AGUACATE

Ingredientes

⅔ taza de aguacate (100 g)

10 arándanos

1 vaso de agua (200 ml)

Licúa todos los ingredientes.

4. JUGO CURATIVO PARA TENER UN CORAZÓN SANO #1

Ingredientes

1 aguacate grande

1 diente de ajo

1 cebolla tierna

1 tomate

1 pimiento rojo

1/2 vaso de jugo de naranja

sal y pimienta

Preparación

Pela el aguacate y coloca los trozos en la licuadora. Agrega el ajo picado y la cebolla troceada. Licúa y añade el jugo de naranja y el pimiento. Incorpora el resto de los ingredientes. Sirve y adereza con sal y pimienta al gusto. Bébelo inmediatamente.

NOTA: Consulta a tu médico antes de incorporar alguna dieta específica.

TERAPIAS

I. YOGATERAPIA O YOGA TERAPÉUTICO

Consiste en la práctica de posturas físicas o asanas específicas para prevenir, conservar y aliviar enfermedades físicas, mentales y emocionales, de forma cómoda, durante un tiempo determinado y tomando conciencia de nuestra respiración.

Un yogaterapeuta diagnostica y observa las necesidades del alumno/a, con el fin de diseñar una vinjasa o serie de posturas de yoga específicas para tratar la afección, teniendo en cuenta las indicaciones del médico. Su trabajo no remplaza el tratamiento de un profesional de la salud, sino que lo complementa. Sus clases deben ser más suaves y menos exigentes, teniendo en cuenta la regla principal de no dolor.

ASANAS O POSTURAS DE YOGA PARA EQUILIBRAR EL CORAZÓN

Las posturas para armonizar la energía de *Anahata* o chakra del corazón, son todas aquellas que impliquen apertura del tórax y ampliación de la capacidad pulmonar.

1. TADHASANA CON MANOS HACIA ARRIBA

(postura de la montaña con las manos hacia arriba)

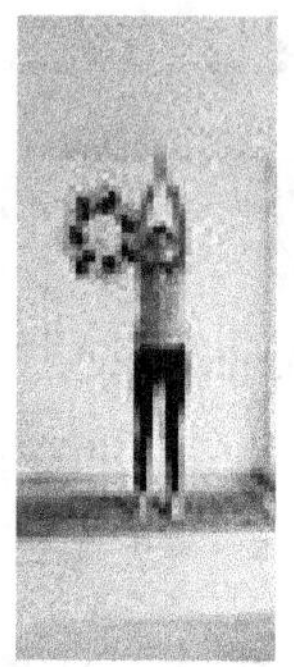 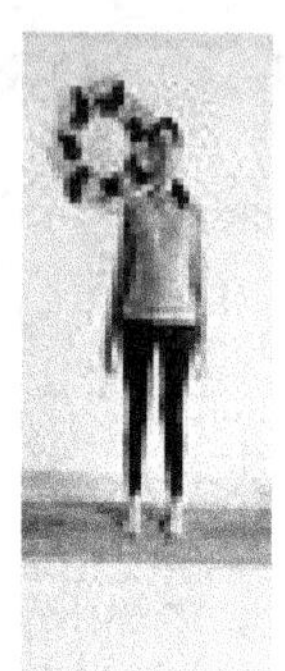

¿Cómo se hace?

Párate en el mat de yoga o colchoneta, con los pies ligeramente separados. Asegúrate de que estén bien alineados y que los dedos toquen el piso. Estira tu columna vertebral y lleva la pelvis ligeramente hacia adelante. Alinea la cabeza con el cuerpo. Lleva los brazos a los costados. Ahora cierra tus ojos y si no hay mareo, concéntrate en tu respiración. Inhala profundamente, llevando el aire hacia tu abdomen y exhala lentamente, relajando todo el cuerpo desde la cabeza hasta los pies. Mantén la postura durante 5 respiraciones largas. Ahora, abre los ojos. Inhala y eleva los brazos hasta juntar las palmas de las manos y exhala bajando los brazos por los costados. Repite este movimiento 6 veces, concentrado/a en tu respiración. Luego, lleva las manos juntas a la altura de tu corazón. Mantén unos segundos y baja los brazos.

Contrapostura

La montaña con los brazos hacia abajo.

Beneficios

- Fortalece la columna vertebral.

- Equilibra nuestro corazón.

- Brinda estabilidad física y emocional.

- Abre el tórax.

- Aumenta la capacidad pulmonar.

- Oxigena todo el organismo.

- Mejora el estado de ánimo.

Precaución

Si tienes lesiones en los brazos, no los eleves.

2. ROTACIÓN DE HOMBROS

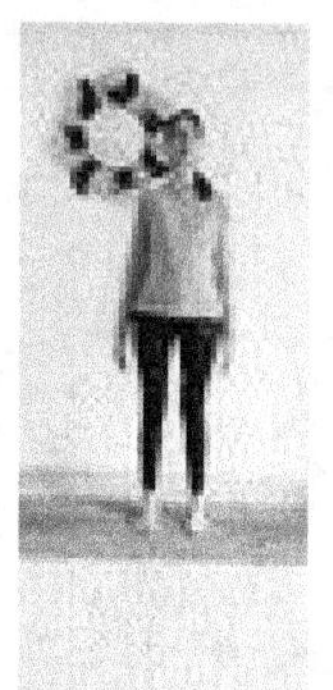 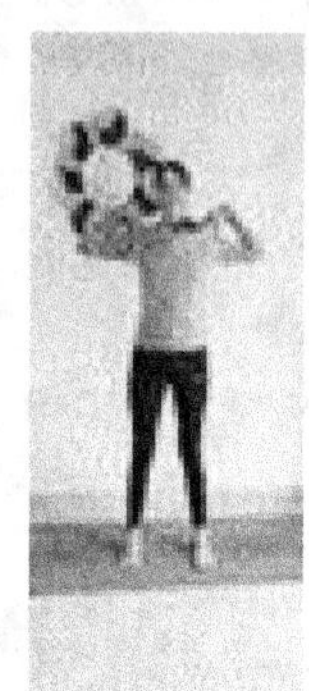

¿Cómo se hace?

Párate en el mat de yoga o colchoneta, con las piernas separadas un ancho de cadera. Fíjate que tus pies estén paralelos entre sí y la columna recta. Lleva las manos a los hombros y con los codos, comienza a dibujar círculos hacia afuera. Inhala al abrir el círculo y exhala al cerrarlo, al llevar tus codos hacia adelante. Repite el movimiento 6 veces, despacio y concentrado/a en tu respiración. Baja los brazos y descansa en la postura de la montaña unos segundos, inhalando profundamente y exhalando lentamente. Relaja los hombros y la zona alta de la espalda.

Beneficios

- Amplía la capacidad pulmonar.

- Expande el tórax, mejorando el funcionamiento del corazón.

- Fortalece los brazos.

- Mejora la concentración.

Contrapostura

Tadhasana o postura de la montaña con los brazos hacia abajo.

Precaución

Evita practicarla cuando hay lesiones de espalda y hombros.

3. UTTKATASANA (Postura de la silla)

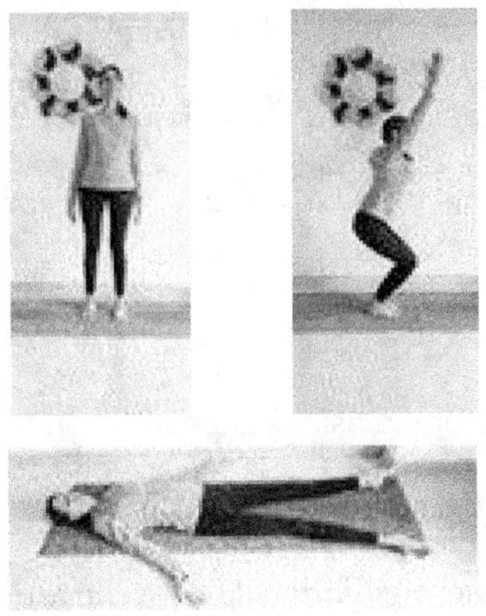

¿Cómo se hace?

Párate en el mat de yoga o colchoneta, con las piernas juntas y los pies paralelos. Inhala y eleva los brazos sin que las palmas de las manos se toquen. Exhala al flexionar las rodillas, como si te fueras a sentar en una silla. Repite el movimiento 6 veces y luego, mantén la postura estática durante 5 respiraciones largas. Enfócate en la respiración. Ahora, Inhala enderezando nuevamente tu cuerpo y exhala bajando los brazos por los costados. Descansa, inhalando profundamente y exhalando lentamente durante unos segundos.

Beneficios

- Amplía la capacidad pulmonar.

- Mejora el funcionamiento del corazón.

- Fortalece los tobillos y los músculos de las piernas.

- Estira las pantorrillas y la columna vertebral.

- Fortalece los músculos de la espalda, alineándola.

- Tonifica los órganos abdominales, el diafragma y el corazón.

- Trabaja la fuerza física y mental.

- Controla el sistema nervioso.

- Desarrolla el equilibrio y la concentración.

- Mejora el estado de ánimo.

Contraposturas

Tadhasana o postura de la montaña. Savasasana o postura del cadáver.

Precaución

No mantengas la postura durante mucho tiempo, cuando hay problemas de hipertensión y corazón. Evita practicarla durante el embarazo y el periodo menstrual.

4. VAKRASANA (Postura de la media torsión)

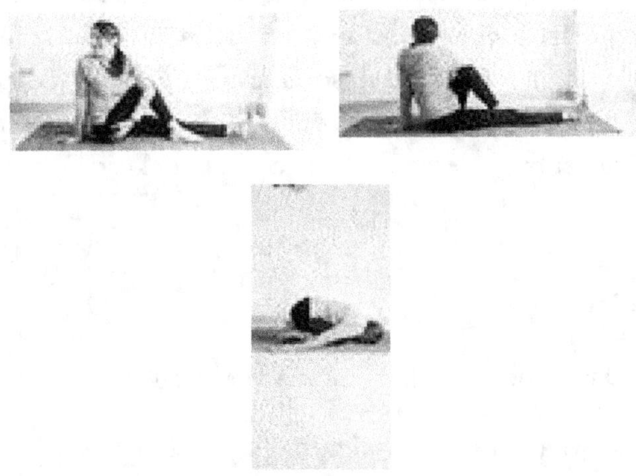

¿Cómo se hace?

Siéntate en el mat de yoga o colchoneta con las piernas estiradas. Camina con los glúteos hacia atrás, hasta sentir que tus isquiones están bien apoyados y cómodos. Endereza la columna. Flexiona la pierna derecha y apoya el pie al lado de la rodilla izquierda. Apoya la mano derecha en el piso, detrás de la espalda y con la mano izquierda abraza tu rodilla derecha. Inhala en la postura y exhala girando el tronco hacia la derecha, llevando la mirada detrás del hombro. Mantén la postura durante 5 respiraciones lentas y exhala regresando al centro. Estira la pierna y has pequeños movimientos. Ahora, flexiona la pierna izquierda y apoya el pie derecho al lado de la rodilla izquierda. Abraza la rodilla izquierda. Inhala en el centro y exhala girando el tronco hacia el lado izquierdo, apoyando la mano en el piso. Lleva la mirada detrás del hombro y mantén la postura durante 5 respiraciones lentas. Regresa al centro y descansa en la postura del cadáver.

Beneficios

- Da elasticidad a la columna vertebral.

- Mejora el funcionamiento del corazón.

- Masajea las vísceras abdominales.

- Tonifica los nervios y músculos de la espalda y los nervios epigástricos.

- Regula la energía sexual.

- Actúa de forma positiva sobre el sistema simpático.

- Fortalece el músculo deltoides o del hombro.

- Previene trastornos del hígado, bazo y riñones.

- Evita el lumbago, la constipación y el reumatismo.

- Ayuda a eliminar toxinas del cuerpo.

- Fortalece la voluntad.

- Mejora el estado de ánimo y la concentración.

- Aumenta la energía.

- Brinda autoconfianza.

Contrapostura

Torsión hacia el lado contrario. Savasana o postura del cadaver. Balasana o postura del niño.

Precaución

Evita practicarla cuando hay lesiones de la columna vertebral, espalda, cuello, artrosis, pinzamientos y hernia discal.

5. BUJANGASANA (postura de la cobra)

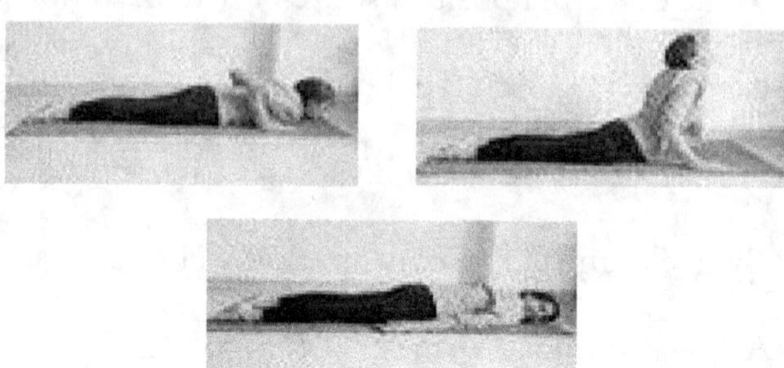

¿Cómo se hace?

Acuéstate boca abajo en el mat de yoga o colchoneta con las piernas juntas. Apoya los brazos debajo de los hombros. Inhala y eleva el tronco sin despegar la pelvis del piso. Los codos están semiflexionados. Exhala bajando el tronco al suelo. Repite el movimiento 6 veces y al final, mantén la postura elevada durante 6 respiraciones lentas. Baja el cuerpo y descansa en decúbito ventral o boca abajo unos segundos.

Beneficios

- Mejora el funcionamiento del corazón, regulando el ritmo cardíaco.

- Masajea el abdomen y fortalece los músculos.

- Alivia los dolores estomacales y el estreñimiento.

- Revitaliza los nervios de la espina dorsal.

- Beneficia la tiroides.

- Ayuda a curar desórdenes sexuales en las mujeres, como la amenorrea y leucorrea.

- Tonifica los ovarios y el útero.

- Estimula el apetito.

- Purifica los riñones.

- Expande el tórax, mejorando la respiración.

- Genera apertura y confianza en uno mismo.

- Da firmeza y aplomo.

Contraposturas

Advasana o postura en decúbito ventral (boca abajo). Balasana o postura del niño.

Precaución

Evita practicarla cuando hay lesiones en la columna vertebral; lordosis(jiba), hernia, úlcera, hipertiroidismo, problemas en la espalda baja o en el hígado.

5. JATARA PARIVARTANASANA (postura de torsión del vientre)

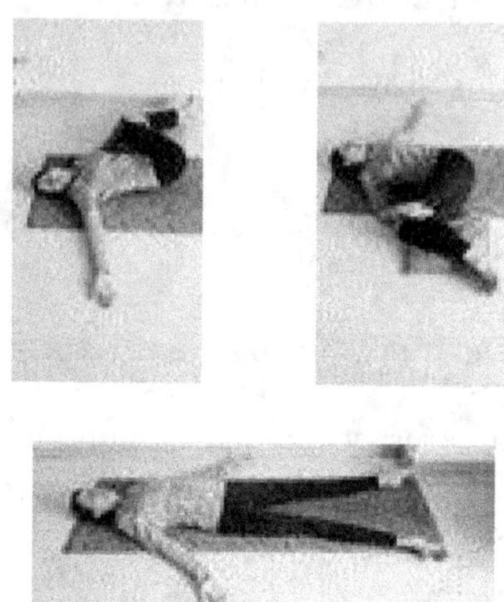

¿Cómo se hace?

Acuéstate boca arriba en el mat de yoga o colchoneta. Flexiona las piernas hacia el pecho. Lleva los brazos a los costados estirados. Inhala en la postura y exhala llevando tus piernas flexionadas hacia el lado derecho. Puedes colocar uno o dos cojines debajo para apoyar las rodillas. Con la mano izquierda, agarra la rodilla derecha y gira tu cabeza hacia la izquierda. Mantén la postura durante 6 respiraciones lentas. Inhala regresando las piernas al pecho y exhala llevándolas ahora hacia el lado izquierdo. Apoya las rodillas en el cojín y mantén la postura durante otras 6 respiraciones. Inhala regresando al centro y exhala apoyando las piernas en el piso.

Descansa unos segundos en la postura del cadáver, inhalando profundamente y exhalando con lentitud.

Beneficios

- Mejora el funcionamiento del corazón.

- Estira, alinea y flexibiliza la columna.

- Alivia la zona lumbar.

- Mejora la digestión.

- Aumenta la circulación.

- Reduce la fatiga y la rigidez de las caderas.

- Previene el envejecimiento.

- Reduce el estrés, la ansiedad y la depresión.

- Tranquiliza.

- Da confianza en uno mismo.

- Genera felicidad y armonía.

- Fortalece la voluntad.

Contraposturas

Torsión hacia el lado contrario. Apanasana o postura de los vientos con las piernas flexionadas hacia el pecho. Savasana o postura del cadáver.

Precaución

Evita practicarla cuando hay lesiones en la columna vertebral; artrosis; pinzamientos; problemas cervicales; hipertensión; diarrea; dolor de cabeza y menstruación.

7. SAVASANA (postura del cadáver)

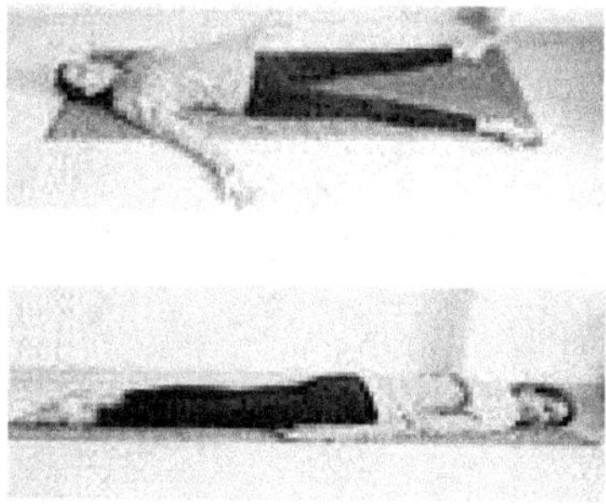

¿Cómo se hace?

Acuéstate boca arriba en el mat de yoga o colchoneta. Separa un poco tus brazos y piernas, que queden alineados con el resto del cuerpo. Lleva el mentón ligeramente hacia el pecho.

Tus talones miran hacia afuera y las palmas de las manos descansan hacia arriba. Apoya bien la cadera hasta que te sientas cómodo/a. Cierra los ojos sin apretarlos y concéntrate solo en tu respiración, inhalando profundamente y exhalando lentamente. Asegúrate de llevar el aire hacia tu abdomen. Con cada exhalación, relaja primero tus pies, luego las piernas, continúa aflojando las calderas y el pecho. Ahora distensiona la espalda, los brazos, el cuello, el rostro y por último tu cabeza. Siente que tu cuerpo cae por su propio peso. Procura no quedarte dormido/a. Mantén la postura entre 8 y 10 minutos. Luego, comienza a mover tu cuerpo con lentitud y siéntate con las piernas cruzadas en la postura de meditación.

Beneficios

- Mejora el funcionamiento del corazón.

- Relaja todo el cuerpo.

- Los músculos que trabajaron se recuperan.

- Aquieta la mente.

- Facilita la interiorización.

- Reduce la presión arterial.

- Rejuvenece el cuerpo.

- Disminuye el estrés, la depresión y la ansiedad.

- Alivia el insomnio.

- Aumenta los niveles de energía y productividad.

- Mejora la autoestima.

Contraposturas

Advasana o postura boca abajo. Decúbito lateral.

Precaución

Evita practicarla cuando hay lesiones de espalda o columna vertebral. En caso de embarazo, relajarse hacia el costado.

Ahora te invito a practicar junto a mí esta serie de posturas para prevenir y aliviar enfermedades del corazón.

Ingresa a este enlace o al código QR para que disfrutes de una corta práctica de yogaterapia para el corazón.

Espero que la disfrutes.

II. TERAPIA CON PRANAYAMA

1. ¿QUÉ ES EL PRANAYAMA?

El término *prana* en sánscrito, significa aliento o energía vital. Se encuentra en todas partes: en el aire, el agua, la tierra, el fuego, en el sol, los animales y en los alimentos. Todo tiene *prana* o energía. Por esta razón, es necesario aprender a respirar de la forma adecuada para tener una mejor salud física, mental y emocional. Para esto sirve la práctica de PRANAYAMA, qué consiste en el control de la respiración o energía vital.

2. BENEFICIOS

- Previene toda clase de enfermedades.

- Mejora la digestión.

- Aumenta la salud.

- Vigoriza los nervios.

- Aumenta la energía.

- Aquieta la mente.

- Ayuda a nuestra salud física y mental.

- Purifica las vías respiratorias y pulmones.

- Favorece la circulación sanguínea y purifica la sangre.

- Asegura la apropiada circulación de los fluidos corporales beneficiando el proceso digestivo.

A través de ejercicios respiratorios también puedes equilibrar tu chakra del corazón.

3. EJERCICIOS DE PRANAYAMA PARA EQUILIBRAR EL CHAKRA CORAZÓN

Este ejercicio es el más eficaz para mejorar tu corazón.

Ujjayi o respiración victoriosa

La respiración *ujjayi* es una respiración controlada, lenta y sutil que te induce a la calma.

¿Cómo se hace?

Siéntate en el mat de yoga con las piernas cruzadas o en una silla, con la columna recta y sin tocar el espaldar. Lleva las manos a tus muslos. Ahora, cierra los ojos y concéntrate en tu respiración natural. Luego, inhala profundamente y exhala con lentitud, llevando el aire a tu abdomen. Cuando te sientas relajado/a, toma una inhalación profunda y exhala lentamente, contrayendo tu glotis y cerrándola parcialmente. Siente que al vaciar el aire produces un sonido similar al de las olas del mar.

Para que te resulte más facil, imagina que en cada exhalar

empañas un vidrio. Puedes abrir la boca primero y empañar un vidrio real y luego cerrarla e imaginarte que empañas el cristal con tu vaho.

Comienza a practicar unos minutos y luego vas alargando el tiempo de forma progresiva.

Beneficios

- Disminuye el ritmo cardíaco y la presión sanguínea.

- Sensación de relajación y tranquilidad mental.

- Induce a estados de interiorización, concentración y meditación.

- Cuando la practicas en Savasana o postura del cadáver, ayuda a combatir el insomnio.

III. MUDRAS PARA EL CORAZÓN

Los *mudras* son gestos con las manos, muy comunes en el yoga y en las formas de danza clásica de la India. Pueden tener un efecto terapéutico, y como son muy fáciles de hacer, podemos utilizarlos de forma segura para prevenir o tratar varios problemas de salud. También hay *mudras* para el amor. La posturas de yoga o asanas pueden considerarse *mudras*.

APANA VAYU MUDRA

Este *mudra* puede mitigar las enfermedades cardíacas, e incluso puede ser eficaz en caso de ataque cardíaco. Su otro nombre es *Mrita Sanjeevani Mudra*, lo que significa que puede convertirse en un salvavidas.

Cómo se hace

Siéntate en una postura cómoda, ya sea de piernas cruzadas en el piso o sentado/a en una silla, sin tocar el espaldar. Estira tu columna y respira de forma normal. Dobla el dedo índice hasta tocar la base del pulgar. Junta las puntas de los dedos pulgar, medio y anular. Deja el dedo meñique estirado. Mantén este *mudra* durante 5 minutos los primeros días y cuando ya estés acostumbrado/a, practícalo por más tiempo hasta llegar a los 10-15 minutos. Si quieres notar mejores efectos, practícalo 3 veces al día, en la mañana, tarde y noche.

Beneficios

- Alivia la tensión cardiovascular.

- Ayuda a mejorar la arteriosclerosis, fortaleciendo los músculos del corazón.

- Regula la presión sanguínea y mejora la circulación.

- Calma la ansiedad.

- Reduce los gases, el estreñimiento y la debilidad del sistema digestivo.

- Mejora el funcionamiento de los pulmones, aliviando las enfermedades respiratorias.

- Alivia las migrañas o los dolores de cabeza.

- Combate el insomnio.

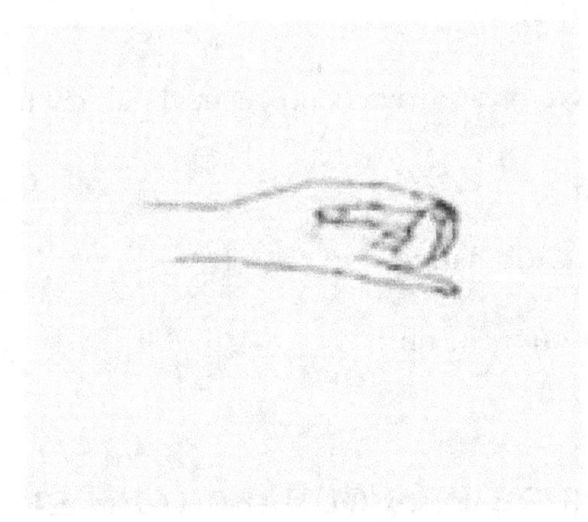

IV. EQUILIBRAR ANAHATA O CHAKRA DEL CORAZÓN

Anahata es el nombre sánscrito que se le da a nuestro centro energético del corazón. Significa invicto o imbatido.

Símbolo: un loto de doce pétalos en los que aparecen las letras *Kam, Khan, Gam, Gham, Ngam, Cham, Chham, Jam, Jham, Nyam, Tam y Than.*

Elemento asociado: vayu o aire, el cuál habita en el pecho.

Color: verde.

Mantra o sonido asociado: *Yam*

Órgano del cuerpo: timo.

SÍNTOMAS DE DESEQUILIBRIO EN EL CHAKRA CORAZÓN

- Problemas en el sistema inmune.

- Enfermedades respiratorias y en el nervio vago.

- Hipertensión.

- Dificultad para expresar los sentimientos.

- Hipersensibilidad.

- Remordimiento.

- Ansiedad.

- Sentimiento de odio.

¿CUÁNDO ESTÁ EN ARMONÍA?

- Cuando prestamos atención a los demás.

- Somos más compasivos.

- Nos amamos a nosotros mismos y a los demás.

V. MANTRAS Y AFIRMACIONES PARA SANAR EL CORAZÓN

Las afirmaciones son herramientas poderosas para sanar enfermedades, ya que con el tiempo, llegan al subconsciente, lugar donde se almacenan los virus mentales que originan las enfermedades, así como las programaciones y pensamientos positivos que nos proporcionan hábitos saludables.

1. AFIRMACIONES

- Me quiero y me aceptó tal como soy.

- Estoy en paz conmigo mismo y con los demás.

- Me perdono y perdono a todos.

2. MANTRAS PARA TU CORAZÓN

Un mantra es la repetición de sílabas o palabras durante un tiempo prolongado y sintiéndolo en tu corazón.

- **Mantra *Yam***

Siéntate en una postura cómoda, con la espalda erguida y tu cuerpo alineado. Cierra los ojos y respira de forma natural. Luego, inhala profundamente, llevando el aire a tu abdomen y exhala lentamente por la nariz. Concéntrate solo en tu respiración. Visualiza una luz verde esmeralda en el centro de tu pecho. Cuando te sientas más relajado/a, pronuncia el mantra *YAM*, alargando la letra M. Siente la vibración en tu cabeza. Repítelo durante mínimo 5 minutos con los ojos cerrados. Luego agradece y abre los ojos.

Ingresa a este enlace o escanea el código QR para que lo practiques cantándolo conmigo.

- ***Om Mani Padme Hum***

Repite este mantra que te ayuda a desarrollar la compasión.

Practícalo de la misma manera que el mantra *YAM*.

3. MANTRAS CANTADOS

- **Me quiero**

Me quiero y me acepto tal como soy

Me quiero y me acepto tal como soy

Acepto y quiero a todos igual

Acepto y quiero a todos igual

Me quiero y me acepto tal como soy

Me quiero y me acepto tal como soy

Mi corazón se abre a los demás

Mi corazón se abre a los demás

Ingresa a este enlace o escanea el código QR para que cantes junto a mí este mantra sanador.

- **Ojos de amor**

Este mantra de *Ho´oponopono* te ayuda a mejorar tu autoestima y la forma en que te relacionas contigo mismo/a y con los demás. Tiene el poder de hacer que veas el mundo con los ojos del amor.

Ojos de amor, ojos de amor

Ojos de amor, ojos de amor

Ojos de amor, ojos de amor

Ojos de amor, ojos de amor

Ingresa a este enlace o escanea el código QR para que lo cantemos juntos.

VI.   BIODESCODIFICACIÓN   DE   VIRUS MENTALES

Una biodescodificación de virus mentales es una práctica que puedes realizar preferiblemente durante la noche, mientras duermes o estás en estado Alfa (entre dormido y despierto). Consiste en escuchar un audio con afirmaciones, frecuencias sonoras, sonidos naturales, mantras, etc, que te ayudan a eliminar las toxinas mentales y las creencias limitantes, causantes de cualquier enfermedad física, mental o emocional.

La siguiente es una práctica de descodificación bioemocional para que limpies todas esas creencias limitantes que has heredado desde que estabas en el vientre de tu madre y cuando viniste al mundo, y que han sido instaladas por tus padres, familiares, cultura y sociedad, originando alguna afección. Escúchala durante mínimo 21 noches consecutivas, preferiblemente 40, mientras duermes. Si fallas algún día, tendrás que volver a empezar desde 0.

Ingresa a este enlace o escanea el código QR para acceder a la desprogramación.

VII. PROGRAMACIÓN PARA SANAR TU CORAZÓN

Cuando hayas terminado la biodescodificación emocional, descansa uno o dos días y luego comienza la programación para prevenir y sanar cardiopatías, que además te ayudará a aumentar tu autoestima. Practícala de la misma manera que la anterior: durante mínimo 21 noches consecutivas, preferiblemente 40, mientras duermes. Recuerda que si dejas de practicar un día, debes comenzar nuevamente desde 0. Así que si quieres ver resultados, sigue las instrucciones al pie de la letra.

Ingresa a este link o escanea el código QR, donde puedes acceder a la programación para sanar tu corazón.

VIII. MEDITACIÓN

¿QUÉ ES MEDITAR?

Es tomar consciencia de nuestro cuerpo, mente, emociones y espíritu, hasta reducir al máximo nuestros pensamientos. Es la atención plena a todo lo que nos rodea, sin juzgar. Comunicarnos con nuestra propia naturaleza o ser que vive dentro del corazón y ser conscientes de nuestro entorno.

(Tatiana García Arenas).

La siguiente es una corta meditación que puedes practicar junto a mí diariamente para sanar tu corazón.

Ingresa a este link o escanea el siguiente código QR para acceder.

Aquí te dejo otra práctica para conectar con tu corazón, dirigida por la terapeuta holística y especialista en Ho´ponopono, Vanesa Vaez Romero.

IX. TÉCNICA DE LIBERACIÓN EMOCIONAL (EFT por sus siglas en inglés)

TAPPING

El tapping es una técnica de liberación emocional, creada por Gary Craid, alumno del estadounidense Roger callahan, quien hace más de 30 años fue el primero en implementar secuencias de acupuntura o acupresión en sus pacientes. Se le llama también acupuntura emocional o acupuntura sin agujas. Craig la modificó y diseñó la Técnica de Liberación Emocional (EFT, por sus siglas en inglés). Consiste en dar golpes suaves con las yemas de los dedos en ciertas zonas del cuerpo o meridianos, mientras repites frases positivas.

En el tapping, es fundamental identificar la causa emocional que genera la enfermedad. Puedes practicarlo con los ojos cerrados o también mirándote frente a un espejo. Normalmente, la principal causa emocional de las cardiopatías es cuando solo escuchamos a nuestra cabeza y no al corazón, hasta el punto de sentir miedo a sufrir un ataque cardíaco. Quienes llegan a desarrollar este miedo continuo se les llama cardioneuróticos. De ahí se puede producir una angina de pecho (estrechez de corazón).

1. PREGUNTAS QUE DEBES HACERLE A TU SER INTERIOR

- ¿Mi cabeza y mi corazón están en armonía?

- ¿Me atrevo a expresar mis sentimientos, o me guardo todo?

- ¿Vivo y amo con todo mi corazón, o solo con parte de este?

- ¿Mi vida está llena de energía, o trato de forzarla con un ritmo rígido?

- ¿Tengo rigidez mental, o soy abierto/a a otras ideas?

2. PRÁCTICA DE TAPPING

Siéntate en un lugar cómodo/a, con la columna recta (también lo puedes practicar de pie). Con la yema de los dedos de la mano derecha, da suaves golpecitos en el canto de tu mano izquierda (punto karate); luego en tu cabeza, en el punto que une las cejas, en la parte inferior de tus ojos, debajo de la nariz, el mentón, las clavículas, el pecho y las axilas, mientras dices la siguiente afirmación:

Aunque el malestar que siento en mi corazón me esté generando problemas de salud, me permito entender que esto que he vivido ha sido consecuencia de mi baja estima y sentimientos de culpa. Por lo tanto, me quiero y acepto tal como soy, amándome y aceptando cada día más y más.

Repite este proceso mínimo tres veces.

Ingresa a este código QR donde podrás ver cómo se practica.

Aquí finaliza este manual para tu corazón. Espero que haya sido de tu agrado y que hagas las prácticas de forma disciplinada para lograr los resultados esperados.

Me encantaría que califiques este libro con estrellas y comentarios en Amazon y que me digas cómo te has sentido en mi canal de Youtube. Acuérdate de seguirme en mis redes sociales y en mi página de autora en Amazon.

Muchas gracias por leerme.

REFERENCIAS BIBLIOGRÁFICAS

La enfermedad como camino, de Thorwald Dethlefsen y Rüdiger Dahlke

Ho´oponopono Sanando con el niño interior, de Vanessa Báez Romero

El universo interior Un viaje a través de los chakras, de Paramahamsa Prajñanananda

El gran diccionario de las dolencias y enfermedades, de Jacques Martel.

Páginas web consultadas

https://www.jugos-curativos.com/corazon_sano.html

https://www.medicalnewstoday.com/articles/es/327293#sintomas

https://www.caeme.org.ar/archivo-weber/enfermedades-cardiovasculares/

https://reconexionancestral.com/2018/08/10/biodescodificacion-de-los-sintomas-en-el-corazon/

https://as-com.cdn.ampproject.org/v/s/as.com/deporteyvida/2017/04/13/portada/1492096304_807684.amp.html?amp_gsa=1&a

mp_js_v=a9&usqp=mq331AQKKAFQArABIIACAw%3D%3D#amp_ct=1673900557615&_tf=De%20%251%24s&aoh=16739004512835&referrer=https%3A%2F%2Fwww.google.com&share=https%3A%2F%2Fas.com%2Fdeporteyvida%2F2017%2F04%2F13%2Fportada%2F1492096304_807684.html

https://mejorconsalud.as.com/plantas-medicinales-para-el-corazon/

https://fundaciondelcorazon.com/blog-impulso-vital/3043-especias-sabor-y-salud.html

https://mejorconsalud.as.com/jugos-naturales-corazon-y-las-arterias/

https://www.mayoclinic.org/es-es/diseases-conditions/heart-disease/in-depth/heart-healthy-diet/art-20047702#:~:text=Come%20m%C3%A1s%20vegetales%20y%20frutas&text=Las%20verduras%20y%20frutas%2C%20como,como%20carnes%2C%20queso%20y%20colaciones.

https://www.gaia.com/es/article/anahata-chakra-el-poder-del-corazon?utm_source=google+paid&utm_medium=cpc&utm_term=&utm_campaign=1-SPANISH-SEARCH-INTL-DYNAMIC&utm_content=spanish-dynamic-yoga&gclid=EAIaIQobChMIxabDgeTM_AIVUODICh1glAhWEAAYASAAEgIo_vD_BwE

https://deepakchoprameditacion.es/abrete-al-amor-el-cuarto-chakra/

https://laalyoga.com/blog/posturas-de-yoga-para-abrir-el-corazon/

https://www.arhantayoga.eu/es/anahata-chakra-chakra-del-corazon-la-autorrealizacion-a-traves-del-amor/#:~:text=El%20mantra%20asociado%20con%20el,coraz%C3%B3n%20f%C3%ADsico%20como%20el%20espiritual

.

https://www.artofliving.org/ar-es/20-asanas-de-yoga-para-un-coraz%C3%B3n-sano

https://www-lavanguardia-com.cdn.ampproject.org/v/s/www.lavanguardia.com/vida/20141228/54422829615/yoga-corazon.html?amp_gsa=1&_js_v=a9&facet=amp&usqp=mq331AQKKAFQArABIIACAw%3D%3D#amp_tf=De%20%251%24s&aoh=16738863977840&referrer=https%3A%2F%2Fwww.google.com&share=https%3A%2F%2Fwww.lavanguardia.com%2Fvida%2F20141228%2F544228296155%2Fyoga-corazon.html

https://www.mayoclinic.org/es-es/diseases-conditions/heart-disease/symptoms-causes/syc-20353118

https://medlineplus.gov/spanish/heartdiseases.html

Mis redes sociales

Facebook

Instagram

Youtube

Landingage

Email: tatgaren@gmail.com